Bibliothèque historique de la « France Médicale »

Les Médecins de Paris de 1792 à 1794

PAR

Le Dr A. CORLIEU

Bibliothécaire honoraire de la Faculté
Lauréat de l'Institut,
Chevalier de la Légion d'honneur

1902

PARIS

1, Place des Vosges, 1

Bibliothèque historique de la « France Médicale »

Les Médecins de Paris de 1792 à 1794

PAR

Le Dr A. CORLIEU
Bibliothécaire honoraire de la Faculté
Lauréat de l'Institut,
Chevalier de la Légion d'honneur

1902

PARIS
1, Place des Vosges, 1

Les Médecins de Paris de 1792 à 1794

Je tiens moins hazardeux d'escrire les choses passées que présentes.
MONTAIGNE, *Essais*, l. I, ch. XXI.

En 1877, j'ai écrit l'*Histoire de l'ancienne Faculté de médecine de Paris*, depuis sa fondation jusqu'à la Révolution française; en 1894, j'ai écrit, dans le *Centenaire de la Faculté*, son histoire depuis 1794 jusqu'à l'époque actuelle : il me restait, pour être complet, à rappeler l'état de la médecine à Paris depuis la suppression de l'ancienne Faculté par le décret du 18 août 1792 jusqu'à son rétablissement sous la dénomination d'École de santé, le 4 décembre 1794 (14 frimaire an III).

Cette suppression dura deux ans et quatre mois.

J'aime à revivre le temps passé, et grâce aux loisirs que m'ont faits cinquante années de vie médicale, parmi lesquelles vingt ans de services comme bibliothécaire-adjoint de la Faculté de médecine, je puis satisfaire mes goûts et compléter les études rétrospectives que j'ai faites sur notre Faculté et sur le service hospitalier (1 et 2).

I

En 1792, pour 610.620 habitants, Paris comptait 139 docteurs et 171 chirurgiens, soit environ 310 praticiens, ou 1 pour 1970 habitants. Quelques-uns avaient quitté Paris depuis le mouvement révolutionnaire et d'autres avaient suivi nos armées. En l'an IV, il n'y avait plus à Paris que 108 docteurs régents et 150 chirurgiens, soit 258 praticiens. Aujourd'hui, sur une population de 2.536.823 habitants, Paris compte plus de 2500 praticiens, soit environ 1 médecin pour 1000 habitants.

A cette époque, comme de nos jours, l'ambition politique, le *micrococcus politicus*, hantait le cerveau de beaucoup de nos confrères, car à l'Assemblée nationale siégea Jos.-Ignace Guillotin, et J.-Paul Marat était au nombre des membres de la Convention.

Dix-sept médecins provinciaux faisaient partie de l'Assemblée législative.

Sur 749 membres, y compris les suppléants, faisant partie de la Convention, il y avait 39 médecins, et sur 24 qui siégeaient sur ses bancs lorsqu'elle jugea Louis XVI, 15 votèrent la mort sans sursis et 9 votèrent l'appel au peuple. Depuis cette époque, nous avons eu plusieurs médecins ministres, dont un encore aujour-

(1) Les médecins de l'Hôtel-Dieu, du xve au xixe siècle (*France Médicale*), 1898, n°s 23 à 42.

(2) Les chirurgiens de l'Hôtel-Dieu, du xve au xixe siècle (*Gazette des Hôpitaux*, 1901, janvier à février).

d'hui, et nous comptons actuellement, 95 médecins législateurs, savoir : 42 sénateurs et 53 députés (1). Pour ce qui nous concerne, nous ne nous en apercevons guère.

Lorsque la Faculté fut supprimée, le doyen était Edme-Claude Bourru. Le 11 septembre 1790, « à » 7 h. 1/2 du soir, la Faculté avait tenu sur les fonts » de baptême, à l'église Saint-Séverin, Claude-Félicité-» Hippocrate Bourru. Elle a été représentée par » M. Cochu, assisté de MM. Guillard et Petit-Radel, » selon le décret du 17 juillet précédent. »

Les professeurs étaient alors :

Mallet, *pharmacie*.

Lavergne, *pathologie*.

Petit-Radel, *chirurgie française*.

Gille, *chirurgie latine*.

(1) Médecins-parlementaires, des deux Chambres, au 20 janvier 1901.

1° SÉNATEURS.

MM. Allemand, Bataille, Béraud, Bizarelli, Bontemps, Boularan, Camparan, Collinot, Combes, Cornil, Dellestable, Denoix, Francoz, Frézoul, Gauthier (Aude), Gauthier (Haute-Saône), Gérente, Goujon, Guillemaut, Guyot, Labbé (Léon), Labrousse, Laurens, Legludic, Lordereau, Lourties, Martin (Félix), Ouvrier, Pédebidou, Perréal, Petitjean, Piettre, Pozzi, Roussel (Th.), Rolland, Saillard, Sigallas, Treille, Turgis, Vagnat, Viger, Villard,

Soit *quarante-deux* sénateurs.

2° DÉPUTÉS.

MM. Amodru, Bachimont, Barrois, Baudon, Borne, Bourgeois, Boutard, Cazals, Cazauvieilh, Chambige, Chapuis, Chassaing, Chautemps, Chevillon, Chopinet, Clament, Clédou, Cosmao-Dumenez, Dasque, Defontaine, Delarue, Delbet, David, Dron, Dubief, Dubois (Émile), Dubuisson, Dufour, Duquesnay, Empereur, Ferroul, Gacon, Herbet, Hugon, Isambard, Lachaud, De Lanessan, Levraud, De Mahy, Merlou, Paulin-Méry, Peschaud, Pourteyron, Rey, Ricard, Simyan, Theulier, Turigny, Vacher, Vaillant, Vazeille, Vigné, Villejean.

Soit *cinquante-trois* députés.

Géraud, *matière médicale.*

Leclerc, *accouchements.*

Boric, *physiologie.*

Defrasne, *bibliothécaire.*

Sallin, *censeur.*

Au Collège de chirurgie, les cours étaient ainsi partagés :

Physiologie et hygiène....	PELLETAN, le matin. CHOPART, l'après-midi.
Pathologie.............	FABRE, le matin. TENON, l'après-midi.
Thérapeutique....	BRASDOR, le matin. SUÉ, 1er l'après-midi.
Anatomie...............	DUBOIS, le matin. J.JOS. SUÉ, l'après-midi.
Opérations.............	SABATIER, le matin. LASSUS, l'après-midi.
Maladies des yeux... ...	BECQUET, le matin. ARRACHART, 1er adjoint.
Chimie.................	PEYRILHE, le matin. LÉGER, 3e adjoint.
Botanique..............	PEYRILHE, le matin.
Accouchements..........	LE BAS, pour les sages-femmes. PIET, pour les élèves.
Maladies des os.........	BOTTENTUIT-LANGLOIS.

On voit, ainsi que je l'ai démontré dans mon opuscule ayant pour titre *l'Enseignement au Collège de chirurgie* (1), que l'enseignement était plus complet à ce Collège qu'à la Faculté de médecine.

(1) Paris, J.-B. Baillière, in-8, 1860.

II

SERVICE HOSPITALIER.

Si, pour la pratique médicale et dans certaines situations officielles, les médecins et les chirurgiens provinciaux avaient pris place à côté de ceux de Paris, il n'en était pas de même pour le service hospitalier. Un décret avait aboli la Faculté et le Collège ou Ecole de chirurgie, mais avait respecté le service hospitalier, ainsi que l'Ecole de pharmacie.

Les médecins de l'Hôtel-Dieu, appelé Hospice de l'Humanité, étaient Majault, Roussin de Montabourg, Danié-Despatureaux, Solier de la Romillais, Mallet, Grossin-Duhaume, Levacher de la Feutrie, Lepreux, Coutavoz, Thauraux, Bosquillon.

Les médecins expectants étaient Baget, Defrasne, de Montaigu. Delaporte fut nommé expectant en 1793, ordinaire l'année suivante, mais il quitta Paris pendans la période révolutionnaire.

Le chirurgien était Pierre-Joseph Desault, qui avait succédé à Ferrand en 1785 et qui mourut le 1er juin 1795.

Grandjean était le chirurgien oculiste de l'Hôtel-Dieu et Ronsil était chargé des bandages.

A la Charité, qu'on appela Hospice de l'Unité, les deux médecins étaient J.-B.-Eugénie Dumangin qui se retira en 1826 après près de 50 ans de services et qui mourut sans avoir *été décoré*, et Corvisart, qui était son second. Le chirurgien major était Jean-Joseph Suë, l'aîné, connu sous la dénomination de Suë de la Charité, mort le 10 décembre 1792 et qui eut pour successeur J.-Fr.-L. Deschamps, qui mourut en 1824. Honoré Gabon et Pascal Baseilhac étaient chirurgiens consultants.

A la Pitié, alors annexe de l'Hôtel-Dieu, et à Bicêtre, le service médical était confié à Gaulard et le service chirurgical à Anne Brun et à Faguier jeune, gagnant maîtrise.

A l'Hôpital Général (Salpêtrière), le service médical était confié à Philip (1) et à Saillant (2), et le service chirurgical à Brun.

Aux Quinze-Vingts, le chirurgien était Goulliard.

L'Assistance publique constitue aujourd'hui un petit Etat dans la République. Elle a un budget qui dépasse ou égale celui de plusieurs pays. Et cependant elle laisse encore beaucoup à désirer. Elle a eu à sa tête des administrateurs, puis des médecins-politiciens ; elle vient de reprendre un administrateur, maître des requêtes au Conseil d'Etat. Les choses en vont-elles aller mieux ? M. le professeur Terrier, dont l'indépendance et la loyauté sont bien connues, s'en est expliqué dans sa leçon d'ouverture du 8 novembre 1901, à l'hôpital de la Pitié. Il a donné des chiffres qui ont leur éloquence.

III

Le personnel enseignant et hospitalier, pour la mé-

(1) Mort en l'an III.
(2) Se retira à Villers-le-Bel, où il est mort en 1813.

decine comme pour la chirurgie, mérite de nous arrêter quelque peu.

Ab Jove principium. Commençons par les médecins, qui prétendaient occuper le premier rang et qui considéraient, bien à tort, les chirurgiens comme leurs inférieurs et même un peu comme leurs subordonnés.

Parmi ces médecins, s'il en est quelques-uns dont les noms sont parvenus jusqu'à nous, il en est d'autres qui sont à peine connus.

Nous ne citerons que ceux qui méritent une mention, et nous accompagnerons leurs noms de quelques notes biographiques.

Bourru, Edme-Claude, né à Paris le 27 mars 1741, reçu docteur le 24 septembre 1766, fut élu professeur de chirurgie française le 8 novembre 1777, élu doyen en 1786, fut réélu le 6 novembre 1790. C'est son fils qui fut tenu sur les fonts de baptême « par la Faculté » à l'église Saint-Séverin. Bourru avait été bibliothécaire de 1771 à 1775. Il est mort le 20 septembre 1823, âgé de 82 ans.

Mallet, Noël-Nicolas, s'était d'abord fait recevoir docteur à Reims, et fut reçu à Paris le 14 septembre 1758. Il occupa une situation importante à la Faculté, car il fut élu professeur de chirurgie latine en 1764 et 1788, professeur de chirurgie française en 1784, de pharmacie en 1786 et 1792. Il avait été nommé médecin expectant de l'Hôtel-Dieu le 29 janvier 1777 et médecin ordinaire le 1er mars 1780. Il est mort le 8 avril 1813.

Laverne, Nicolas-François, fut reçu docteur le 16 octobre 1782, élu professeur de physiologie et de pathologie en 1792, était médecin expectant de l'Hôtel-Dieu et est mort en 1802.

Petit-Radel, Philippe, est le plus connu de tous les professeurs de la Faculté. Né à Paris le 7 février 1747, il voyagea aux Indes comme chirurgien-major, puis se fit recevoir docteur à Reims le 3 août 1778 et à Paris le 24 septembre 1782. En 1792, il venait d'être nommé professeur de chirurgie française, mais, effrayé par les événements politiques, il quitta Paris et s'enfuit à Bordeaux et de là aux Indes. Il ne rentra en France qu'en 1797, fut nommé professeur à l'École de santé. Bien que nous ne nous occupions que du temps compris entre la suppression de la Faculté (1792) et le rétablissement de l'enseignement médical officiel (1794), Petit-Radel mérite une mention particulière comme érudit et ami des lettres. En 1786, il avait publié un Essai sur le lait, en 1790 un Dictionnaire de chirurgie. Il est mort d'un cancer à l'estomac le 30 novembre 1815.

Leclerc, Claude-Barthélemy-Jean, reçu docteur le 16 septembre 1785, décédé le 23 janvier 1808, était professeur d'accouchements.

Borie, Philibert, reçu le 22 septembre 1785, désigné pour la chaire de physiologie, devint membre de l'Académie de médecine en 1820 et est mort le 31 juillet 1832.

De Frasne, Jean-Mathieu, né en Franche-Comté, reçu docteur le 9 septembre 1774, fut nommé bibliothécaire le 9 décembre de la même année, élu professeur de botanique et de matière médicale le 8 novembre 1777, professeur d'accouchements le 8 novembre 1783, était médecin expectant à l'Hôtel-Dieu et se retira à l'hôpital de la Pitié où il succomba à une fièvre typhoïde en 1813.

Sallin, Charles-Louis, de Gray, reçu docteur le 26 octobre 1762, fut élu professeur de physiologie et de pathologie le 7 novembre 1778, doyen de 1784 à 1788, était professeur de matière médicale et de botanique lorsque la Faculté fut supprimée. Il est mort en l'an V.

IV

L'énumération biographique des 139 docteurs serait trop longue et trop fastidieuse pour être publiée intégralement. Je ne citerai, en procédant par ancienneté, que ceux qui ont acquis une certaine notoriété.

Cochu, François-Félicité, né à Saint-Germain-en-Laye, reçu docteur le 9 décembre 1734, était le plus ancien docteur régent de la Faculté de Paris : c'était l'*Antiquior magister*. Il était médecin honoraire de l'Hôtel-Dieu, avait été élu en 1741 professeur de physiologie et de pathologie, professeur de pharmacie en 1744, de botanique en 1748. En 1763, il avait publié une petite brochure sur l'Inoculation de la Vaccine. Il est mort en l'an VII.

Majault, Michel-Joseph, reçu docteur le 15 octobre 1738, était le doyen des médecins de l'Hôtel-Dieu et était chargé de la visite des Incurables, qui étaient sous la dépendance de l'Hôtel-Dieu. Il avait été médecin du Roi aux armées d'Allemagne. On lui doit quelques brochures sur l'hygiène industrielle. Il est mort en l'an VIII.

Lemonnier, Louis-Guillaume, né le 26 juin 1717, reçu docteur le 17 octobre 1740, avait été élu professeur de botanique en 1744 et était devenu titulaire de la même chaire au Jardin du roi. Il était membre de l'Académie des sciences, avait été premier médecin du Roi. Emprisonné sous la Terreur, il échappa à l'échafaud et se retira à Montreuil, où il vécut d'un petit commerce d'herboristerie. Il est mort le 7 septembre 1799.

BERCHER, Pierre, reçu docteur le 30 août 1742, avait été élu professeur de physiologie et de pathologie en 1747 doyen de 1766 à 1768, professeur de pharmacie en 1770, avait été médecin ordinaire de l'Infante d'Espagne, premier médecin de l'armée du Bas-Rhin. Il est mort en l'an VIII.

POISSONNIER, Pierre, reçu docteur le 23 novembre 1744, avait été conseiller d'Etat, médecin consultant du Roi, inspecteur de la Médecine des Ports et Colonies, ancien premier médecin des armées, membre de l'Académie des sciences, professeur au Collège royal de France, etc. Il avait été élu professeur de physiologie et de pathologie en 1756, avait publié un Formulaire à l'usage des hôpitaux militaires en latin (1758). Il avait été médecin consultant du Roi, fut incarcéré pendant la Terreur et est mort en septembre 1798.

THIERRY, François, né à Tulle (Corrèze) le 1er décembre 1719, reçu docteur le 26 octobre 1750, avait été écuyer, médecin consultant du Roi. Il avait publié un mémoire relativement à l'usage des Vases de cuivre pour la cuisson des légumes, et deux opuscules, l'un ayant pour titre: La vie de l'homme respectée et défendue dans ses derniers moments, et l'autre ayant pour titre : Vœux d'un patriote sur la médecine en France (1789), etc. Il est mort en l'an V.

MALOET, Pierre-Louis-Marie, reçu le 21 octobre 1752, avait été élu professeur de physiologie et de pathologie en 1757, avait été médecin de Mesdames de France, qu'il accompagna en 1793, à leur départ de France, fut porté sur la liste des émigrés et ne rentra en France qu'en 1802, et est mort le 22 août 1810.

Morisot-Deslandes, Pierre-Joseph, reçu le 29 octobre 1756, avait été élu professeur de chirurgie française en 1763. Il avait publié un recueil de pièces sur l'Inoculation de la variole et édité le Traité d'accouchements de Puzos. Il est mort en l'an VI.

Danié-Despatureaux, Guy, reçu docteur le 4 octobre 1756, avait été élu professeur d'accouchements en 1761, de chirurgie française en 1766, avait été nommé médecin expectant de l'Hôtel-Dieu en 1772, ordinaire en 1775. Il est mort en 1806.

Descemet, Jean, reçu le 30 octobre 1758, avait été élu professeur de chirurgie française en 1761, de physiologie et de pathologie en 1767, de chirurgie latine en 1771, de botanique en 1778, médecin du collège Louis-le-Grand. Il avait publié le catalogue des plantes du Jardin des apothicaires suivant la méthode de Tournefort (1759), avait donné son nom à une membrane de l'œil, et s'était occupé des maladies des yeux. Il est mort le 17 octobre 1810.

Robert, Marie-Jacques-Claire, reçu en 1759, avait été premier médecin du duc des Deux-Ponts, avait publié des Recherches sur la nature et l'inoculation de la petite vérole, et un Traité des principaux objets de médecine avec un sommaire de la plupart des thèses soutenues aux écoles de Paris depuis 1752 jusqu'en 1764, 2 vol. in-12 (1766) ; De la vieillesse, in-12 (1777). Il est mort en l'an V.

Grossin du Haume, Etienne, reçu docteur le 3 octobre 1760, fut élu professeur de chirurgie française en 1766, de pharmacie en 1782, de physiologie en 1787, fut nommé médecin ordinaire de l'Hôtel-Dieu le 27 février 1782. Il est mort en 1804.

Lebègue de Presle, Achille-Guillaume, reçu docteur le 30 septembre 1760, était avocat au Parlement, censeur royal. Il avait publié un livre ayant pour titre : le Conservateur de la santé (1763) et traduit de l'anglais plusieurs ouvrages sur la ciguë, sur les maladies nerveuses, sur la médecine d'armée, sur la matière médicale, etc. Il est mort le 18 mai 1807.

Jeanroy, Nicolas, était docteur de Reims et se fit recevoir à Paris le 10 septembre 1762. Il avait été élu professeur de chirurgie en langue latine en 1770, bibliothécaire de la Faculté de 1775 à 1779. Il fut chargé de l'autopsie de Louis XVII avec Pelletan, Dumangin et Lassus (1). Il est mort le 26 mars 1816.

Thierry de Bussy, François, reçu le 20 août 1764, était conseiller médecin du Roi en sa cour du Parlement ; il avait été élu professeur de physiologie en 1769, professeur de pharmacie en 1781. Il est mort en l'an V.

D'Arcet, Jean, né à Douazil (Landes) le 7 septembre 1725, reçu docteur le 28 septembre 1764, élu professeur de pharmacie en 1769, est plus connu comme chimiste que comme médecin. On lui doit des Mémoires sur l'action du feu, sur le diamant, etc. Il devint membre de l'Académie des sciences et est mort le 13 février 1801. Son nom est quelquefois en un seul mot.

Le Preux, Paul-Gabriel, reçu docteur le 10 septembre 1766, était médecin de l'Hôtel-Dieu et de l'hospice des Enfants trouvés, avait été élu professeur de pharmacie en 1777. En 1808 il fut le premier médecin de

(1) Corlieu, *Mort des Rois de France*, 1892, p. 230.

l'Hôtel-Dieu, médecin consultant de l'Empereur, chevalier de la Légion d'honneur. Il avait collaboré au Dictionnaire d'histoire naturelle de Didot et avait publié en 1770 une Lettre sur les naissances tardives. Il est mort en 1816.

GUÉNET, Antoine Jean-Baptiste, de Rouen, reçu docteur le 11 septembre 1766, fut élu professeur de chirurgie latine le 7 novembre 1772, de chirurgie française en 1775, de pharmacie en 1779. Il est mort le 6 fructidor an V.

DESESSARTS, Jean-Charles, reçu le 13 septembre 1768, fut élu professeur de pharmacie en 1773, de chirurgie française en 1783, est mort le 12 avril 1811.

DUMANGIN, J.-B.-Eugénie, né à Château-Thierry le 7 mars 1744, reçu le 15 septembre 1768, élu professeur de chirurgie latine en 1774, de pharmacie en 1780, était médecin de l'hôpital de la Charité. Il est décédé à Saint-Prix (Seine-et-Oise) le 26 mars 1826.

BACHER, Philippe-Alexandre, né à Thann (Alsace), reçu docteur le 12 octobre 1772, n'est connu que par ses pilules hydragogues. Il est mort en 1807.

ROUSSILLE DE CHAMSERU, Jean-François-Jacques, reçu le 6 octobre 1772, devint médecin de la Grande armée. Il est mort à Paris en 1823.

BOSQUILLON, Edouard-François-Marie, né le 20 mars à Montdidier, reçu docteur en médecine le 30 septembre 1772, fut élu professeur de botanique en 1780, mais il est surtout connu comme helléniste. Il fut nommé professeur de grec au Collège de France. On lui doit la traduction des Aphorismes et Pronostics d'Hippocrate. Il fut nommé médecin de l'Hôtel-Dieu en 1788 et il est mort le 23 novembre 1816.

VICQ D'AZYR, Félix, né à Valognes en 1748, reçu

docteur le 28 septembre 1774, fut le témoin attristé de cette sanglante période révolutionnaire. Il fut anatomiste, physiologiste, hygiéniste, écrivain élégant. L'un des fondateurs de la Société royale de médecine, il fut membre de l'Académie des sciences, succéda à Buffon à l'Académie française en 1778, demeura complètement étranger au mouvement politique et est mort le 19 juin 1794, à l'âge de 46 ans

Le Roy, Alphonse-Vincent-Louis-Antoine, de Rouen, reçu docteur le 29 octobre 1774, fut élu professeur de chirurgie française en 1778, s'occupa plus spécialement d'accouchements et des maladies des enfants. Il est mort assassiné par son domestique le 15 janvier 1816.

Duchanoy, Claude-François, reçu docteur le 1er octobre 1774, devint l'un des administrateurs des hôpitaux et hospices de Paris. Il a publié : Projet d'une nouvelle organisation des hôpitaux et hospices, in-4°; Projet d'organisation médicale; Essai sur l'art d'imiter les eaux minérales, 1780. Il est mort le 4 novembre 1827.

Hallé, Jean-Noël, né à Paris en 1754, reçu docteur le 14 septembre 1778, fut appelé lors de la création de l'Ecole de santé à la chaire d'hygiène, fit partie de l'Institut et remplaça Corvisart à la chaire de médecine au Collège de France. Il est mort le 11 février 1822.

Doublet, François, né à Chartres en 1751, reçu le 23 septembre 1778, fut médecin de l'hôpital de Vaugirard (Necker) et, à la création de l'Ecole de santé, il fut nommé professeur de pathologie interne. Il est mort le 5 juin 1795.

Leroux des Tillets, Jean-Baptiste, né à Sèvres le 17 avril 1749, reçu docteur le 22 octobre 1778, avait été élu professeur de chirurgie française en 1781. Il s'était fourvoyé dans la politique et avait été condamné à mort. A la création de l'Ecole de santé, il fut nommé adjoint de Corvisart dans l'enseignement clinique; il devint titulaire de la chaire en 1805, fut élu doyen de la Faculté en 1810, destitué en 1822, renommé en 1830 et est mort du choléra, le 8 avril 1832.

Chambon de Monteaux, Nicolas, reçu docteur le 27 septembre 1780, fut élu maire de Paris en 1792, où il succéda à Pétion, avait demandé le rappel du décret qui bannissait tous les membres de la famille royale, devint suspect et cependant ne fut pas inquiété. Tombé dans l'oubli, il quitta Paris et se retira à Blois, où il est mort en 1826.

Fourcroy, Antoine, et Berthollet, Claude-Louis, ne peuvent figurer ici que nominativement, n'ayant pas exercé la médecine.

Corvisart-Desmarets, Jean-Nicolas, né à Drécourt (Ardennes) le 15 février 1755, reçu docteur le 7 septembre 1782, fut élu professeur de physiologie et de pathologie en 1786, de pharmacie en 1789, et, à la création de l'Ecole de santé, appelé à la chaire de clinique médicale à l'hôpital de la Charité, où il fut institué le 31 janvier 1795. Comblé d'honneurs, de dignités, il est mort le 18 septembre 1821.

De Montaigu, Louis-Cyprien (Piot), reçu docteur le 1 octobre 1782, fut élu professeur de chirurgie latine en 1791, fut nommé médecin expectant à l'Hôtel-Dieu en 1790 et ordinaire en 1792. Il fut élu membre de l'Académie de médecine en 1821 et est mort le 4 novembre 1832.

Bourdier de la Moulière, Isidore-François, reçu docteur le 30 octobre 1783, élu professeur de physiologie et de pathologie en 1790, médecin expectant de l'Hôtel-Dieu en 1797, est mort en 1820.

Demours, Antoine-Pierre, reçu docteur le 24 septembre 1783, fils de l'oculiste Pierre Demours, continua la spécialité de son père et est mort le 4 octobre 1836.

Pinel, Philippe, né le 11 avril 1755 à St-Paul (Tarn), se fit recevoir docteur à Montpellier et vint à Paris où il se lia avec Condorcet, Cabanis, Fourcroy, etc. Il succéda à Philip à l'hospice de la Salpêtrière et à Bicêtre, et, quand l'École de santé fut créée, il fut appelé d'abord à la chaire de physique, puis à celle de pathologie. Destitué en 1822, à la suppression de la Faculté de médecine, il fut rappelé à l'enseignement en 1823 et est mort le 26 octobre 1826. Son histoire appartient à celle de la nouvelle Faculté.

Cabanis, Pierre-Jean-Georges, né à Rosnac (Charente-Inférieure) le 5 juin 1757, se fit recevoir docteur à Reims en 1783. Son discours de réception consista en une pièce de 102 vers sur les devoirs du médecin. Il était plus philosophe et littérateur que praticien. Il avait compté parmi ses clients Mirabeau, dont il publia l'histoire de la maladie et de la mort (1791). Il avait publié (1789-1790) des Observations sur les hôpitaux de Paris, un essai sur les secours publics, s'était jeté dans la politique et, membre du Conseil des Cinq-Cents, avait fait un Rapport sur l'Organisation des écoles de médecine (an VII). Lors de la création de l'École de santé, il fut nommé adjoint de Corvisart à la chaire de clinique, puis il passa à celle d'histoire de la médecine. C'est dans cette chaire qu'il fit sur Hippocrate plusieurs leçons, recueillies dans ses œuvres complètes, qui ont été publiées par Didot (1823-1825). Citons, parmi ses principaux écrits : le Degré de certitude en médecine (1797), le Traité du physique et du moral de l'homme 1802). Son coup d'œil sur la Révolution et sur la réforme de la médecine (1804) est un admirable résumé qui devrait être dans la bibliothèque de tous les médecins qui voient dans la médecine autre chose qu'une source de profits. Représentant du peuple en l'an VI, nommé sénateur après Brumaire, on ne le vit plus guère à l'Ecole de santé. La politique fait souvent comme Saturne : elle dévore ses enfants. Cabanis est mort le 6 mai 1808, à Rueil, d'une hémorragie cérébrale, dont il avait eu quelques signes avant-coureurs.

Thouret, Augustin-Michel, né en 1748 à Pont-l'Evêque (Calvados), reçu docteur le 30 septembre 1776, contribua avec Fourcroy à la création de l'École de santé, devint administrateur des hospices. Il s'était fait remarquer par ses travaux sur l'hygiène urbaine, sur la suppression du cimetière des Innocents, sur l'administration de l'Hôtel-Dieu, sur les secours à domicile, fit partie du Tribunat, puis du Corps législatif, et lorsque l'École de santé fut créée, il en fut nommé le directeur, puis doyen, fonction qu'il sut remplir avec zèle, tout en faisant des leçons sur la doctrine d'Hippocrate. Il est mort au Bas-Meudon d'une affection cérébrale, le 19 juin 1810.

L'ancienne Faculté allait mourir. Qu'il y avait loin des vœux formulés par un de nos devanciers !

Sit felix Schola nostra, caput super astra superbum
Clarior extollat, crescat, laudetur, ametur
Heroum genitrix, factis late impleat orbem ;
Prole novâ semper dives, semper que beata
Addat nomen avis, constanti pace fruatur !

V

Au Collège de chirurgie, l'enseignement était plus complet qu'à la Faculté de médecine, ainsi que je l'ai démontré dans mon opuscule ayant pour titre : *L'Enseignement au Collège de chirurgie*. Le doyen d'âge était Pierre LEDOUX, reçu le 18 mai 1731, qui est mort en 1793.

Si la plupart des professeurs de la Faculté de médecine n'ont pas laissé de nom dans la science, il n'en est pas de même pour les professeurs du Collège de chirurgie, dont six ont été appelés à l'enseignement dans l'École de santé, établie le 4 décembre 1794.

Nous croyons devoir consacrer, comme nous l'avons fait pour les médecins, une courte notice aux plus connus.

Il nous faudrait plusieurs pages si nous voulions consacrer à Desault la place qu'il mérite, comme chirurgien d'hôpital et comme professeur.

DESAULT, Pierre-Joseph, né le 6 février 1744 à Magny, en Franche-Comté, reçu maître en chirurgie à Paris le 31 août 1776, avec une thèse sur l'opération de la taille à l'aide du gorgeret d'Hawkins, fut le chirurgien le plus éminent de cette époque. D'abord chirurgien de l'hôpital de la Charité, il passa, en 1788, à l'Hôtel-Dieu, où il se fit la réputation bien méritée de chirurgien habile et de professeur incomparable. Quoique demeurant près de l'Hôtel-Dieu, il y couchait, afin d'être prêt à porter secours au moindre appel. Ses leçons étaient tellement appréciées que les étrangers venaient l'entendre. C'était un esprit inventif, un clinicien consommé, ennemi de toute intervention opératoire prématurée ou inutile. En 1792, il fut élu au Comité de santé des armées, où il rendit de grands services, et lorsque la Convention rétablit l'Ecole de santé, en 1794, il fut appelé à la chaire de clinique chirurgicale de l'Hôtel-Dieu. Mais il succomba le 1er juin 1795, d'une fièvre ataxique, après quelques jours de maladie.

Pelletan, Philippe-Jean, né à Paris le 4 mai 1747, fut reçu maître en chirurgie le 21 octobre 1775 (1). Il avait été nommé substitut de Sue en 1785 à la chaire d'anatomie et passa à celle de physiologie en 1792, à la mort de Louis. Il avait été nommé le 31 janvier 1795 professeur de clinique chirurgicale à l'Ecole de santé. C'était un merveilleux professeur, qu'on avait surnommé le Chrysostome des chirurgiens. Il avait succédé à Desault comme chirurgien en chef de l'Hôtel-Dieu. Il est mort à Bourg-la-Reine le 26 novembre 1829.

Chopart, François, né à Paris le 30 octobre 1743, fut reçu maître en chirurgie le 21 juillet 1770 (2). Il n'est plus guère connu que par la lésion qui porte son nom. Il avait écrit, en collaboration avec Desault, un *Traité des maladies chirurgicale*, et en 1791 un *Traité des maladies des voies urinaires*. Il fut nommé professeur de clinique chirurgicale à l'Ecole de santé en 1794. Il est mort le 9 juin 1795.

Fabre, Pierre, né à Tarascon, fut reçu maître en chirurgie le 30 octobre 1751 (*De panaritio*). Il avait publié en 1758 un *Traité des maladies vénériennes*, qui fut fort estimé, et des recherches sur divers points

(1) *De hernia inguinali congenita.*
(2) *De laesionibus Capitis per ictus repercussos, quos resonitus vocant.*

de physiologie, de pathologie et de thérapeutique. Sa chaire était désignée sous le nom de chaire de pathologie. Il est mort en 1795.

Tenon, Jacques-René, né en 1724, avait été reçu maître en chirurgie le 14 janvier 1757 (*De cataracta*). D'abord chirurgien militaire, il fut ensuite nommé chirurgien de la Salpêtrière. Ses travaux consistent surtout en Mémoires qu'il lut à l'Académie des sciences. Substitut de Ruffel à la chaire de pathologie, il devint titulaire de 1771 à 1793. Il est surtout connu par son *Mémoire sur les hôpitaux* (1788). Fabre était son substitut. Il est mort le 12 janvier 1816, âgé de 92 ans.

Brasdor, Pierre, né dans le Maine le 19 décembre 1724, avait été reçu maître en chirurgie le 30 octobre 1752 (*De urinæ retentione*). Substitut à la chaire de matière chirurgicale ou thérapeutique en 1764, il devint titulaire en 1789 et est mort le 8 octobre 1800, âgé de 76 ans. Il est surtout connu par la méthode de ligature à laquelle son nom est resté attaché.

Sue, Pierre, né à Paris le 28 décembre 1739, reçu maître en chirurgie le 17 septembre 1763 (*De Sectione cœsarea...*) était fils de Jean Suë qui avait été professeur d'anatomie et qui était mort le 30 novembre 1762. Pierre Suë avait été nommé professeur-adjoint de thérapeutique chirurgicale en 1790. Privé de sa chaire à l'abolition du Collège de chirurgie, il fut nommé en 1795 bibliothécaire et professeur de bibliographie et de médecine légale à l'Ecole de santé et est mort le 28 mars 1816.

Dubois, Antoine, né à Gramat, près de Cahors, le 17 juin 1756, reçu maître en chirurgie le 27 avril 1787 (*De fractâ claviculâ*), fut appelé à la chaire d'anatomie en 1792. A la création de l'Ecole de santé, il fut nommé professeur de clinique chirurgicale et est mort le 30 mars 1837. Son histoire appartient surtout à la nouvelle Faculté.

Sabatier, Raphaël Bienvenu, né à Paris le 11 octobre 1732, reçu maître en chirurgie le 30 mai 1752 (*De partu non naturali et contra naturam*) avait d'abord été nommé en 1757 substitut à la chaire des médicaments, puis à la chaire d'anatomie en 1754 jusqu'en 1785 où il passa à celle d'opérations. Lors de la création de l'Ecole de santé il fut nommé professeur de médecine opératoire et est mort le 19 juillet 1811.

Lassus, Pierre, né à Paris en 1741, fut reçu maître en chirurgie le 1er juin 1765 (*De morbis linguæ*), fut nommé en 1781 substitut à la chaire d'opérations où il était encore en 1793 ; mais il émigra en Italie avec les princesses Sophie et Victoire, rentra en 1794, fut nommé professeur à l'Ecole de santé, devint membre de l'Institut et chirurgien consultant de l'Empereur. Il est mort le 7 mars 1807.

Becquet, Louis-Joseph, né à Paris, reçu maître en chirurgie le 26 août 1775 (*De palpebrarum ulceribus*), fut nommé professeur des maladies des yeux en 1776, est mort en 1807.

Deschamps, Joseph-François-Louis, né à Chartres le 14 mars 1740, reçu Maître en chirurgie le 1er août 1772 (*De ani fistulâ*) succéda à Desault comme chirurgien de l'hôpital de la Charité en 1788, devint chirurgien consultant de l'Empereur, membre de l'Institut (1811) et est mort le 8 décembre 1825.

Piet, Guillaume-Louis, reçu Maître en chirurgie le 12 septembre 1760 (*De empyemate*), fut nommé à la chaire d'accouchements en 1789 et est mort en 1807.

En 1791, on fonda une chaire de maladies des os qui fut confiée à Bottentuit-Langlois, reçu Maître en chirurgie le 18 juillet 1772 (*De fracturis*). Il est mort en 1825.

Peyrilhe, Bernard, né en 1737 à Pompignan, reçu Maître en chirurgie le 6 août 1763 (*De bronchotomiâ*), était docteur en médecine de Toulouse. Il est connu pour avoir écrit, en collaboration avec Dujardin, l'*Histoire de la Chirurgie*. Il fut nommé professeur de chimie chirurgicale lors de la fondation de cette chaire en 1775 et de botanique en 1783. A la création de l'École de santé, il fut nommé professeur de matière médicale et est mort en 1804.

Parmi les 171 chirurgiens dont les noms figurent dans le « Calendrier à l'usage du Collège de chirurgie de Paris pour 1793 », petit livre aujourd'hui introuvable, il en est quelques-uns qui méritent une mention.

Citons les principaux :

Piplet, François, né à Coucy-le-Château en 1722, reçu Maître en chirurgie le 31 décembre 1757 (*De omphalocele*), est le plus connu des trois chirurgiens de ce nom. Protégé par Louis, il fut membre de l'Académie de chirurgie, et en 1792 il se retira à Coucy, où il est mort le 14 octobre 1809. Il publia deux mémoires remarquables sur la ligature de l'épiploon et sur la réunion de l'intestin qui avait subi une perte de substance dans la hernie étranglée.

Piplet, Jean-Baptiste, reçu Maître en chirurgie le 18 août 1786, fils de François, mort en 1823, n'est connu que de nom. Il était chirurgien herniaire.

Du Fouart. Ils étaient deux frères de ce nom. L'aîné,

Paul, reçu le 13 août 1763 (*De intumescentiâ partium in primis vulnerum Sclopetariorum instantibus*), avait été chirurgien major du régiment des Gardes françaises. Il est mort à Sceaux en 1813, le 21 octobre.

Le cadet, Pierre Du Fouart, reçu Maître en chirurgie le 9 octobre 1772 (*De variis lithotomiæ methodis*), succéda à son frère dans les mêmes fonctions.

Brun, Anne, reçu Maître en chirurgie le 24 octobre 1767 (*De dentium accidentibus*), était à la fois chirurgien des trois hôpitaux : la Pitié, Bicêtre et la Salpêtrière. Il est mort en 1802.

Baseilhac, Pascal, neveu de Jean Baseilhac, connu sous le nom de Frère Côme, reçu Maître en chirurgie le 2 juillet 1765, sans thèse, fut d'abord nommé chirurgien adjoint de la Charité et fut nommé plus tard chirurgien en chef de la maison de Santé du Petit Montrouge. Il est mort en 1807. Il est connu comme lithotomiste.

Gouliard, Louis, reçu Maître en chirurgie le 2 juin 1770 (*De emphysemate*), fut nommé chirurgien de l'hospice des Quinze-Vingts. Il est mort vers 1810.

Auvity, Jean-Abraham, reçu maître en chirurgie le 5 avril 1780 (*De periculo causticorum in herniis curandis*), devint chirurgien de l'hospice des Enfants trouvés. Il est mort en 1821.

Baudelocque, Jean-Louis, né à Heilly, en Picardie, en 1745, reçu Maître en chirurgie le 5 novembre 1776 (*An in partu, propter angustiam pelvis impossibili Symphysis ossium pubis secanda ?*), était l'adjoint de Le Roy, et faisait le cours aux sages-femmes de la Maternité. A la création de l'École de santé, il fut appelé à la chaire d'accouchements, et sa réputation était telle que l'Empereur l'avait choisi pour accoucher l'impératrice Marie-Louise ; mais Beaudelocque a succombé à une affection cérébrale le 2 mai 1810. On lui doit de nombreux ouvrages et des mémoires sur l'art des accouchements, mais son histoire appartient à la nouvelle Faculté.

VI

Parmi les médecins politiciens, il en est deux qui ont acquis une certaine notoriété : ce sont Guillotin et Marat.

Guillotin, Jean-Joseph-Ignace, né à Saintes le 28 mai 1738, se fit recevoir docteur à Reims le 7 janvier 1768, puis à Paris le 30 octobre 1770. Il était locataire de la Faculté de Médecine jusqu'en 1777, puis habita successivement rue Montmartre, rue des Bons-Enfants, rue Croix-des-Petits-Champs, à l'hôtel de Sèvres, aujourd'hui hôtel de la Marine, n° 50, et enfin rue St-Honoré au coin de la rue de la Sourdière, où il est mort le 26 mars 1814. Il fut élu *Professor Scholarum* le 8 novembre 1783. Nommé député aux États-Généraux en 1789, il adopta avec ardeur les principes révolutionnaires et, son mandat expiré, il rentra dans la vie civile, ne s'occupa plus que de sa profession. L'histoire de la Guillotine est trop connue pour que nous nous y arrêtions.

Marat, Jean-Paul, né en 1744 à Boudry, principauté de Neuchâtel, en Suisse, était médecin des Gardes du corps du comte d'Artois. Il fut un des ardents politiciens de la Révolution, se lança dans le journalisme exalté, fut un démocrate furieux et sanguinaire. Comme médecin et physiologiste, il avait publié entr'autres ouvrages des Recherches sur l'électricité, des Recherches physiques sur le feu, des Découvertes sur la lumière, etc. Il fut élu par Paris député à la Convention. On sait le rôle infâme qu'il y joua et il périt le 13 juillet 1793, assassiné par Charlotte Corday.

Leur mandat expiré, presque tous les médecins élus dans nos assemblées politiques reprirent l'exercice de leur profession, plus sûre et plus tranquille. Il n'y a guère d'autre vaccin contre la politique que la philosophie. Jard-Panvillier, né en 1757, près de Niort, fut du plus petit nombre de ceux qui abandonnèrent définitivement leur profession. En 1775, il fit partie du Conseil des Cinq-Cents, fut favorable au 18 brumaire, siégea au Tribunat dont il devint président, fut rapporteur de la commission qui proposait de conférer la dignité impériale au Premier Consul, fut nommé sénateur, premier président de la Cour des comptes et baron de l'Empire, tourna du côté de la royauté quand il y vit son profit, et est mort député des Deux-Sèvres.

VII

A partir de 1788, la Faculté ne reçut plus de docteurs. Le 1er septembre 1788, elle reçut comme licenciandes Asselin, Calmé, Lanignan, Petit, Bottmann, Laubry et, le 13 septembre 1790, Couillerot, Besnard, Duval, Desrousseaux, Benon, Vrignaud et Audirac.

A l'école de chirurgie, il n'y eut pas de réception à partir de 1790. Le dernier maître reçu fut Josep Huttier, le 10 octobre 1789.

Il n'était guère possible de ne pas faire d'omission dans cette excursion dans le temps passé. Si j'ai cité des noms à peu près inconnus parmi les 310 praticiens qui exerçaient à Paris de 1792 à 1794, je ne pense pas avoir omis ceux de nos devanciers qui ont joui d'une réputation même momentanée. Il en est parfois du succès comme des modes, et souvent tel praticien qui a eu une vogue imméritée n'a laissé aucune trace de son passage. Ce serait une prétention à laquelle je ne me reconnais ni droit ni aptitude que de décerner un certificat de célébrité à tel ou tel de nos aînés. Mon ambition a été plus modeste; je me suis à peu près borné à ne citer que les médecins ou les chirurgiens qui étaient assis dans les chaires de la Faculté ou du Collège de chirurgie au moment de la suppression de l'enseignement ou qui pratiquaient dans des hôpitaux.

Il est un nom qu'on sera peut être surpris de ne pas trouver ici, c'est celui de Bichat, mort en 1802. C'est que Bichat n'arriva à Paris qu'à la fin de 1793, attiré par la réputation de Desault, auquel il s'attacha, et ce n'est qu'en 1797 qu'il ouvrit son premier cours d'anatomie.

En rappelant les sujets des thèses de chirurgie, j'ai voulu signaler l'état de la science à cette époque, et, en les comparant avec les argumentations un peu moliéresques des médecins, on reconnaîtra facilement la supériorité des chirurgiens. Si l'assemblée législative avait supprimé la Faculté de médecine et le Collège de chirurgie, c'est à la Convention que revient l'honneur d'avoir réorganisé notre enseignement supérieur, secondaire et primaire. Il est deux noms médicaux qui, sous ce rapport, ont droit à toute notre vénération, ce sont ceux de Fourcroy et de Thouret, à qui l'on doit le plan de notre enseignement médical.

J'ai terminé l'historique qui comble la lacune existant entre 1792 et 1794. J'ai été aussi impartial que possible, et si j'ai commis quelques oublis ou quelques erreurs dans ce travail, elles ont été tout à fait involontaires. Que le lecteur les excuse.

Poitiers. — Imp. BLAIS et ROY, 7, rue Victor-Hugo.

www.ingramcontent.com/pod-product-compliance
Ingram Content Group UK Ltd.
Pitfield, Milton Keynes, MK11 3LW, UK
UKHW020224180726
13838UKWH00005B/2170

9 782329 377841